AF233344

PRIVILÉGE

EXCLUSIF

DU SEL

DE MARS.

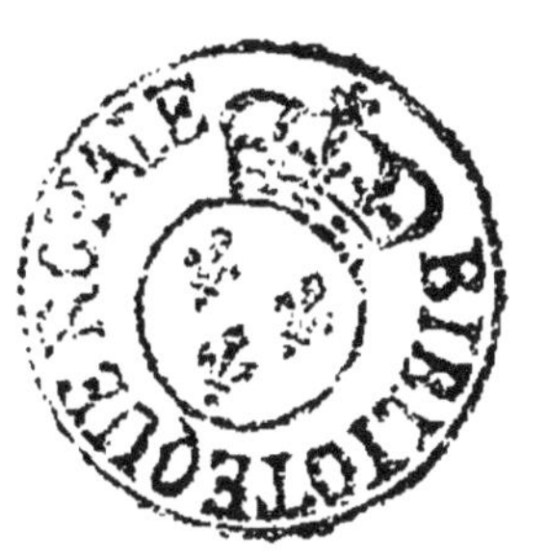

2.

PRIVILEGE EXCLUSIF Pour la vente dans tout le Royaume du Sel de Mars, reconnu par la Commiſſion Royale de Médecine, pour une Poudre tirée du fer, apéritive & déſobſtruante, ayant les propriétés du Mars ſans en avoir les inconvéniens. Ce ſont, mot à mot, les termes qui, dans le Privilége, caractériſent ce Sel, & qui peuvent donner des lumiéres pour en faire l'application.

NOus ne jugeons pas néceſſaire de faire de grands raiſonnemens vis-à-vis le Public ſur ce Sel de Mars, que nous lui préſentons.

Nous nous contenterons de dire, qu'il eſt proprement le noyau, ou la terre vierge du fer, qu'il s'extrait de la maniere du monde la plus ſimple, mais avec beaucoup de patience, d'attention & de temps, fans aucun corrofif de quelque efpéce qu'il foit, puifqu'il n'y en a pas un qui ne diffolve en même temps toutes les parties du métal, & pas un, par conféquent, qui ne rendît la féparation impoffible, & qui n'empêchât d'y parvenir comme on y eft parvenu ici.

Quoique l'Auteur de ce Sel ne foit, ni de caractére ni d'humeur à vanter la bonté de ce qu'on l'engage a donner aujourd'hui, nous ne devons pas pourtant nous difpenfer d'affurer que fon Reméde peut être très-utile; nous en ferions encore un plus grand éloge, fi nous en parlions comme en parlent unanimement & fans exception, le nombre infini de perfonnes de tout âge & de tout fexe qui en ont ufé.

Nous affurons auffi qu'on peut le prendre avec autant de fureté & de confiance, qu'on prendroit les alimens les plus simples & les plus purs ; que l'usage qu'on en feroit, même en pleine santé, la fortifie-roit & la maintiendroit, bien loin de lui nuir ; de même qu'il la rappel-lera par un effet insensible quand on l'aura perdue. De sorte que, si, étant parfaitement guéri, on conti-nuoit l'usage de ce Sel, on éprou-veroit que, peu-à-peu, & comme nous venons de le dire, par un effet comme insensible, le tempérament en recevroit de nouvelles forces.

Nous ajouterons que dans beau-coup de maladies où le sang forme des embarras, il est excellent & très-salutaire, en observant, lorsqu'il y a un amas d'humeurs dans les premiéres voyes, de faire précéder les remédes nécessaires, sur lesquels comme sur l'usage de celui-ci, on consultera les Médecins qui sont les seuls juges auxquels on doive s'en rapporter.

Nous pouvons aſſurer auſſi, que ce Reméde a toute la pénétration des Martiaux, qu'il en réunit tous les avantages ; mais qu'il les réunit d'une maniere bien plus puiſſante, & comme le reconnoît la Commiſſion Royale, ſans avoir aucun des inconvéniens de ces Martiaux. De la façon dont il eſt travaillé, il ne peut être remis en fer, puiſqu'on l'a défait de toutes ſes parties métalliques, en lui conſervant cependant un principe pénétrant qui en fait l'efficacité.

Nous nous abſtenons d'en dire davantage, & nous aſſurons ſeulement le Public, que nous n'avons rien dit de ce reméde qui ne ſoit vrai, & qu'on en éprouvera des effets plus étendus & plus heureux que nous n'en avons marqué.

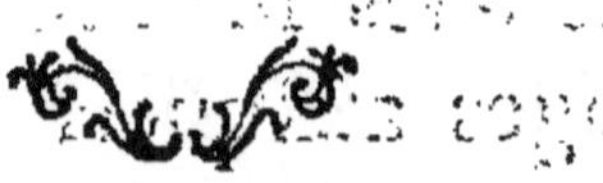

ME'THODE générale pour bien user du SEL DE MARS dans les maladies chroniques.

Nous ne prétendons pas ici donner des préceptes , il n'appartient qu'aux Médecins d'en donner. Nous allons seulement rapporter ce que l'expérience nous a appris , les Maîtres de l'Art y changeront ou y rectifieront ce qu'ils jugeront nécessaire.

Il nous a toujours paru à propos qu'on se purgeât avant de commencer l'usage de ce reméde , afin de nettoyer les premieres voies des humeurs qui y séjournent, & qui pourroient ralentir son action : on observera même qu'il est quelquefois utile de réitérer, si après un usage de dix à quinze jours, l'appétit ne se rétablit point , & on conseille de préférer les médecines les plus simples , & dont on a accoutumé de se bien trouver. On pourra même ajouter à la médecine une prise de Sel de Mars, qui la fera agir sans aucune violence ni tranchée.

Après s'être purgé, on commencera, le jour suivant, l'usage de ce Sel, en en faisant fondre une prise, qui est de quinze grains, qu'on peut néanmoins augmenter ou diminuer, suivant le tempérament; on peut le faire fondre dans une pinte d'eau de riviere, de fontaine ou de pluie, bien claire. On partage cette pinte d'eau en quatre verrées; on prend la premiere, le matin à jeun; la seconde, dans le cours de la matinée; la troisiéme, deux heures après le dîné; & la quatriéme en se couchant. Il n'y a qu'à observer de prendre la premiere verrée de l'après-midi, deux heures loin des repas.

Ses effets sont d'agir, dans les

premiers jours, par une tranfpira-
tion infenfible, quelquefois par les
felles, mais le plus fouvent par les uri-
nes. Que s'il arrive que dans les premiers jours de fon ufage, on fe trouve refferré, ce qui néanmoins eft
rare, qu'on n'en foit pas furpris ;
cet état ceffera bien-tôt, & le ven-
tre s'ouvrira de lui-même : Delà,
on doit juger qu'on a confervé dans
la préparation de ce Sel, les deux
qualités oppofées qu'on connoît dans
le Mars, qui agiffent fuivant la dif-
pofition & le befoin du malade,
ainfi que fait le Soleil fur la cire,
& fur la boüe en même temps.

On doit obferver un bon régime
pendant fon ufage, afin d'être plû-
tôt guéri : il n'y a cependant rien à
craindre, fi on y manquoit.

Si la dofe d'une pinte d'eau, né-
ceffaire pour chaque prife de Sel,
donnoit quelque répugnance au malade, il pourra la diminuer, en re-

tranchant auffi à proportion , la dofe du Sel , de peur que n'étant pas délayé dans une fuffifante quantité d'eau , il n'échauffe par une action trop fubite , qui , à la vérité , ne feroit pas dangereufe , mais qu'on doit toujours éviter.

On peut encore, à la place de l'eau, mêler ce Sel dans des bouillons médicinaux , fuivant l'avis de fon Médecin , pour l'état où l'on fe trouve ; de même que dans toutes fortes de ptifanes apéritives , diurétiques , & en obfervant de mêler ce Sel de façon qu'on n'en prenne qu'une prife par jour.

Les perfonnes attentives à leur fanté, préviendront par l'ufage de ce Sel , une infinité de maladies , parce que ce Sel a la vertu par fa douce pénétration , de procurer une digeftion aifée & parfaite , de rétablir les refforts de l'eftomac. Son ufage , dans ce cas , eft d'en prendre demi-prife à dîner dans la premiere cueillerée de foupe, ou bien dans une taffe de chocolat.

On peut auffi couper le lait avec ce Sel.

On peut faire fondre pour certains cas, une prife & demie de ce Sel, dans un demi-verre d'eau qu'on jette dans une chopine de lait. Faites bouillir ce lait pendant cinq à fix minutes, paffez-le à travers un linge ; il en réfultera un petit lait, fans aucune acidité, & très-adouciffant, qui aura retenu, épreuve faite, une prife de Sel, & qui aura les proprié-tés tant fouhaitées au petit lait, fans avoir les inconvéniens des acides ordinaires dont on fe fert.

Une prife de ce Sel buë dans une verrée d'eau froide ou chaude, gué-rit les indigeftions & les coliques.

Approuvé. Signé, *SENAC.*

Vû l'Approbation, permis d'imprimer ce 13 Avril 1758.

Signé, BERTIN.

On ne trouvera de ce *Sel de Mars*, qu'à Paris, chez *Madame Clériſſeau*, Marchande Tireuſe d'or, rue aux Ours, aux Ours.

Et à Lyon, chez *Madame Regnel*, Marchande de Dorures, Quai Saint Clair.

La priſe de ce Sel eſt de quatre livres.

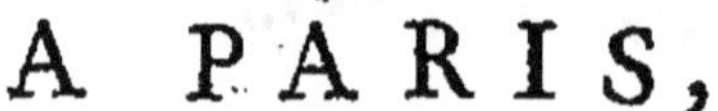

A PARIS,

De l'Imprimerie de PRAULT, Quai de Gêvres, 1758.